A MESSIEURS LES MEMBRES

de la Chambre des Pairs et de la Chambre des Députés.

ABOLITION

DES

LAZARETS.

RÉFLEXIONS

AU SUJET DU RAPPORT DE L'ACADÉMIE DE MÉDECINE

CONCERNANT LA PESTE ET LES QUARANTAINES,

PAR

M. LE DOCTEUR A. DELAGRANGE.

PARIS.

TYPOGRAPHIE DONDEY-DUPRÉ,

RUE SAINT-LOUIS, 46, AU MARAIS.

1847

ABOLITION

DES LAZARETS.

OUVRAGE DU MÊME AUTEUR.

Abolition des Lazarets ou **l'Anticontagionisme absolu**, par le docteur A. DELAGRANGE, 1 volume in-18, chez COMON et Cie, au Comptoir des Imprimeurs-Unis, quai Malaquais, 15.

A MESSIEURS LES MEMBRES

de la Chambre des Pairs et de la Chambre des Députés.

ABOLITION

DES

LAZARETS.

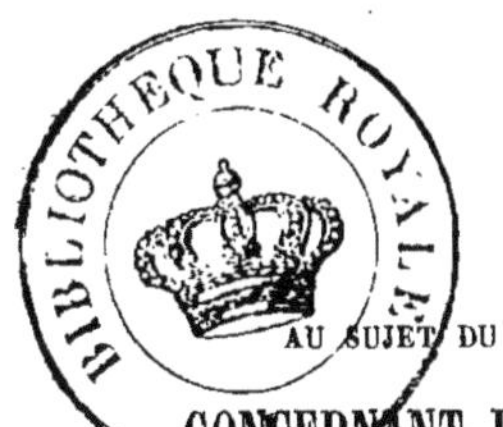

RÉFLEXIONS

AU SUJET DU RAPPORT DE L'ACADÉMIE DE MÉDECINE

CONCERNANT LA PESTE ET LES QUARANTAINES,

PAR

M. LE DOCTEUR A. DELAGRANGE.

PARIS.

TYPOGRAPHIE DONDEY-DUPRÉ,

RUE SAINT-LOUIS, 46, AU MARAIS.

1847

AVANT-PROPOS

Nous avons publié l'année dernière, sous le titre de l'*Anticontagionisme absolu* (1), un ouvrage dans lequel nous avons traité à fond la question à l'ordre du jour des quarantaines et des fléaux pestilentiels. Nous avions cherché, au moment où les Chambres devaient être saisies d'un projet de réforme sur cette matière, à réunir en un faisceau toutes les preuves qui nous paraissaient devoir battre en brèche la doctrine vermoulue du contagionisme; nous avions voulu mettre le Parlement en garde contre des assertions d'autant plus dangereuses, qu'elles partaient de plus

(1) Un volume in-8°, chez COMON et Ce, quai Malaquais, 15.

haut, et qu'elles semblaient emprunter quelque chose de solennel à la solennité de l'oracle médical qu'on avait dû interroger. L'arche sainte ayant été muette, cette grande question, qui touche à l'humanité par tous les points, n'a été qu'effleurée à la Chambre des députés, dans la session dernière, et le Ministre du commerce, à la séance du 4 juin, a demandé que la solution en fût ajournée jusqu'au moment prochain où il pourrait faire connaître le rapport et les conclusions de l'Académie de Médecine.

Ce rapport est enfin venu au monde; bientôt sans doute il sera porté aux Chambres.

L'œuvre de l'Académie de Médecine consacre de graves erreurs; quoique fille du temps, elle est pleine de contradictions, d'incertitudes, d'obscurités; l'histoire de l'élucubration et de la terminaison de ce rapport offre d'étranges et tristes révélations qui prouvent combien sur cette matière le désaccord ou plutôt la discorde règne au sein de l'Académie, et combien peu d'autorité doivent avoir auprès des Chambres les résolutions de ce corps savant, malheureux cette fois dans une malheureuse cause.

Ce document toutefois, le Ministre du commerce va le présenter comme le dernier mot de la science, et il peut exercer une influence funeste sur l'opinion du Parlement.

Nous venons le combattre. Notre travail de l'année dernière se complétera et se fortifiera ainsi. Nous manquerions aux devoirs les plus impérieux de notre conscience, si nous laissions sans protestation cette œuvre mal venue et décevante, nous déserterions la cause du progrès à laquelle le dévouement de notre vie et quinze années d'études assidues et spéciales nous donnent le droit de penser que nos efforts ne seront pas inutiles. Nous dirons la vérité, toute la vérité; et nous ne craignons pas que nos lecteurs éclairés et impartiaux nous accusent d'un fol orgueil, en nous voyant défendre contre l'institution qui devrait en être la gardienne, les intérêts de la science et de la santé publique.

Nous aimons à nous répéter cette parole encourageante qui nous a soutenu et relevé souvent dans le labeur ardu qui pourra épuiser nos forces, mais auquel notre âme ne manquera jamais :

« Dès qu'une idée nouvelle apparaît, elle est d'abord mal comprise; elle entre en lutte avec les préjugés et les intérêts qu'elle blesse. Peu à peu elle les renverse ou les efface. Elle gagne tous les esprits, et règne dans la persuasion avant de régner dans la loi. »

Dieu veuille que notre conviction pénètre dans les esprits des honorables lecteurs à qui nous offrons cet écrit !

I.

SÉANCES DE L'ACADÉMIE DE MÉDECINE.

Discussion sur le Rapport de M. Prus.

L'analyse rapide des séances où la question de la peste et des quarantaines a été traitée, nous dispensera de réflexions préliminaires et théoriques qui augmenteraient sans utilité cet écrit. L'examen et la discussion des grandes doctrines qui dominent la question se feront chemin faisant; nous mettrons le lecteur en présence des graves erreurs que nous relèverons; nous les lui ferons toucher du doigt, et nous espérons que dans cette investigation, faite en quelque sorte en commun, son attention et son adhésion sympathiques ne nous manqueront pas.

C'est à la séance du 21 mars 1845 que le rapporteur, M. Prus, a déposé son travail.

Rappeler que depuis 1837 des commissions tour à tour nommées par l'Académie de Médecine et par l'Académie des Sciences, sur la demande du Ministre du commerce, n'ont donné pendant huit ans aucun signe de vie; que ce n'est que l'année dernière, sur de nouvelles instances du même Ministre, que la commission de l'Académie de Médecine, remaniée plusieurs fois, puis entièrement reconstituée, a entrepris enfin de répondre au vœu du Ministre; n'est-ce pas rendre bon témoignage du sujet déféré aux Académies? La vérité est-elle donc si rebelle, quand on veut franchement la poursuivre, et n'y a-t-il pas lieu de s'étonner de ce silence prolongé des deux corps illustres? Enfin, la voix est revenue à l'Académie de Médecine, et les raisons de ce silence nous seront données par la confusion, le désordre, les schismes, les hérésies de toute sorte que nous verrons se produire dans les discussions.

SÉANCE DE L'ACADÉMIE DE MÉDECINE DU 21 MARS.

Durée illimitée de l'incubation du poison pestilentiel. — Foyer. — Infection. — Contagion.

Les prémisses de l'étiologie que nous combattons laissent planer indéfiniment, éternellement, sur la tête de nos lecteurs la crainte du fléau pestilentiel. Redoutable début qui doit faire réfléchir l'archéologue et l'amateur des antiquités égyptiennes! Écoutez :

« Des substances imprégnées des miasmes de la peste peuvent la « communiquer, disent les uns, au bout d'un mois; d'autres, au bout « de plusieurs mois, et même de plusieurs siècles. M. Estienne « affirme qu'une personne prit la peste en débarrassant une momie « de ses enveloppes. Mais il est admis aussi que le germe pestilentiel « se dissipe à l'air libre, et par l'action de certaines substances désin- « fectantes. »

L'histoire de tous les temps et l'expérience disent que de semblables assertions ne sont pas l'expression de la vérité. En effet, comment expliquer ces pestes qui ont duré des années si nombreuses, sans que l'air les ait détruites? et puis, si le germe de la peste se dissipe à l'air libre, il faut songer qu'il ne peut aller d'une maison ni d'une ville à une autre, comme le prétendent ces nosographes, sans être confié à l'air qui le dissiperait. Que devient donc cette doctrine? Quant aux substances désinfectantes, on sait qu'elles sont depuis longtemps l'objet du ridicule et du mépris. Ce sont de folles promesses d'un charlatanisme condamné sans retour; car si elles étaient vraies, il suffirait, dès *la menace* du fléau, de se parfumer pour être hors de ses atteintes.

« C'est l'Angleterre, en 1824, qui a commencé à secouer le joug « du contagionisme. »

N'est-ce pas une histoire? où sont les titres justificatifs et officiels? Quoi! nous aurions été vingt-deux ans les témoins d'une innovation si importante et pour la santé publique et pour le commerce, sans que notre Académie en eût dit un seul mot!

Dans cette discussion, nous voyons reparaître souvent, avec le sens le plus étendu, l'expression de *foyer,* sans concevoir ce que le contagionisme moderne entend par ce mot. Ainsi, selon sa doctrine, *les contacts ne sont pour rien dans la propagation de la peste. C'est l'air épidémique, c'est aussi l'air miasmatique qu'exhale le malade qui la propage. L'air et le malade sont les foyers.* On pourrait admettre, s'il le fallait, la première hypothèse. L'air qui plane sur une population sera la grande cause du mal: l'atmosphère sera le foyer, le réservoir immense de cette cause. Voyons l'autre hypothèse: en respirant près d'un malade le principe soi-disant pestilentiel qu'il exhale dans l'air, on se fait déjà difficilement une idée d'un poison aspiré qui traverse si longtemps le tissu délicat du poumon, sans donner de suite le moindre signe de sa présence, et qui pourtant va, souvent sans prodrômes, après une incubation plus ou moins longue, nous tuer comme la foudre. Nouvelle difficulté: en *respirant* l'air de la peste, est-ce que le poumon ne *l'expire* pas, ne le décompose pas? Il est entraîné dans l'intérieur du corps par les absorbants; soit! mais alors ce poison n'est plus de l'air; c'est un corps matériel qui parcourt l'organisme, et nous frappera à mort, sans que le principe conservateur de la vie ait donné un seul signe de sa présence. Cependant aucun point du corps du malade n'a exhalé une odeur de putréfaction, et c'est physiquement impossible, car il n'y a eu chez lui aucun travail maladif, aucune inflammation apparente, aucune excrétion critique. Il n'y a donc pas chez lui d'air morbifique infect qu'il puisse communiquer, dans la supposition même d'un principe pestilentiel absorbé; et il ne peut être, comme on le dit, un foyer de peste en expansion. Le poison qu'il a absorbé resterait donc attaché à ses entrailles, comme s'il eût pris de l'arsenic par exemple, ou toute autre substance délétère. Or, comme on le voit, il est de la plus grande absurdité d'imaginer qu'un miasme infinitésimal, respiré près d'un malade et longtemps élaboré par les forces vitales, doive entrer comme cause contagieuse par infection pour l'individu qui l'approche, plutôt que la masse empoisonnée de l'air atmosphérique qui plane sur toute la population, et qu'il respire partout sans cesse. Si cette dernière hypothèse demeure, adieu la contagion.

Examinons maintenant les inconséquences du contagionisme par infection, doctrine aujourd'hui en faveur à l'Académie. *Chaque malade*, dit-on, *devient un foyer pestilentiel, indépendamment du grand foyer atmosphérique.* Ainsi vous avez eu le malheur de respirer plusieurs fois l'air de la chambre d'un malade, et vous voilà infecté ! Mais non ; n'ayez pas peur. Vous pouvez encore donner la main à vos amis, les visiter, les toucher. *Le contact de milliers de pestiférés ne fait pas de mal !* N'ajoutez pas foi à une doctrine que la raison réprouve ! Voyez tout ce qu'il y a de ridicule dans ce système. L'*incendie* intérieur que vous dissimuliez si bien dans votre propre foyer pestilentiel, s'est tout à coup développé, et en vingt-quatre heures, peut-être, vous voilà foyer, consumé, mort, et la fumée de votre sinistre a suffi pour incendier ceux qui ont eu l'imprudence de vous approcher pour vous prodiguer des secours !

Nous devions nous attendre à des arguments bien développés des deux côtés de la controverse ; mais on s'en est bien gardé. on s'est contenté d'amuser notre esprit avec des historiettes, des contes bleus, blancs ou roses, des médecins *contagionistes* envoyés par notre administration *contagioniste*, pour prendre des renseignements auprès des intendances *contagionistes*.

« Lorsque la contagion épidémique *cesse*, on ne voit plus d'atteintes « *nouvelles*. »

C'est à peu près la contre-partie de cette vérité : « Un quart d'heure avant sa mort, M. la Palisse était encore en vie ! » Voilà l'écueil des mauvaises causes ; en les plaidant, l'avocat le plus habile ne peut guère éviter les témoignages de sa faiblesse.

« Une épidémie n'apparaît dans une contrée qu'à la suite d'in-« fluences locales et atmosphériques. »

Mais ce n'est pas là la peste. Vous jetez comme à plaisir la confusion dans le sujet que vous avez à traiter. On a toujours attribué la peste, jusqu'à nos jours, aux miasmes des marécages que forme le Nil, et qui n'attendent pas le concours de vos influences locales et atmosphériques. Ce ne sont pas de fortes raisons que vous nous offrez à l'appui de votre doctrine. Partout vous n'avez sous votre plume que ces mots : « Cela pourrait être... il semble que... on dit... on assure... un tel a vu... des documents tendent à prouver... les convictions ne sont pas pleinement arrêtées... nous doutons, il est vrai, mais nous ne nions pas... de nouvelles recherches dissiperont les incertitudes... l'étude n'est pas suffisante... il paraît toutefois certain que... tous les observateurs reconnaissent que... cherchons à établir, sinon la vérité, du moins la très-grande probabilité... M. un tel a remarqué... quatre autres ont fait la même observation. N'y a-t-il pas, Messieurs, dans tous ces faits *une concordance vraiment remarquable*, et pouvant servir de guide aux administrations chargées de décider la durée des quarantaines... On a bien cité quelques faits où l'incubation a dépassé la limite de huit jours ; mais nous ne croyons pas qu'ils puissent être acceptés comme vrais, dans le sens où on les a produits : et, s'il est vrai de dire qu'on ne peut, sans témérité, assigner un terme fixe et absolu à l'incubation, on peut cependant assurer qu'elle ne dépasse pas huit jours... aucune observation rigoureuse ne démontre que... rien ne prouve... il n'est pas constant que... il n'est nullement établi... etc., etc.» Nous avons cité textuellement quelques-unes de ces incertitudes qui remplissent de nombreuses pages dans les comptes-rendus de l'Académie. Voilà cette conviction qui s'appuie sur des preuves unanimes, et qui s'impose par sa propre puissance ! La commission, si disposée à écouter les conjectures et les fables, n'apporte pas malheureusement le même zèle à éclaircir la véritable question. Elle ne s'occupe que des points suivants, au nombre de six, de la doctrine du jour : *l'infection, l'influence atmosphérique, l'influence des miasmes exhalés par le malade, la transmission de la maladie, l'incubation et l'isolement.* Et les autres points de la doctrine qui appelleraient une discussion primordiale et approfondie, que sont-ils devenus? Hélas! c'est un travail si défectueux qu'un corps illustre présente comme le fruit de ses longues méditations!

« Rien ne prouve que la peste se propage par les contacts immé-
« diats. »

Rien ne prouve encore moins l'infection. Avec la doctrine ancienne, je pouvais encore visiter un ami, sauf à éviter de le toucher; mais, avec l'infection, je ne puis même respirer l'air de sa chambre, sans un danger mortel. Vous isolez, vous tuez le malade; vous faites même mentir votre doctrine, puisque vous vivez constamment avec les pestiférés, sans gagner la peste!

SÉANCE DU 24 MARS.

Incubations exceptionnelles. — Transmissibilité de la peste. — Enlèvement des citoyens de leurs domiciles. — Vaste solitude organisée dans les villes atteintes du fléau pestilentiel.

« La durée de l'incubation ne présente *aucun désaccord*, excepté
« pour les incubations exceptionnelles. »

Qu'est-ce qu'un accord d'hier, en face des enseignements de milliers de médecins, qui démentent un fait qui reste sans réfutation? Les honorables membres ne sont pas même d'accord, et ils affirment une innovation que repousse l'expérience des maîtres! Ils oublient, sans doute, qu'il y a des médecins qui nient, avec des raisons invincibles, toutes ces assertions. *Les incubations exceptionnelles* ne détruisent-elles pas même tout l'échafaudage d'une telle doctrine? En effet, une seule incubation exceptionnelle qu'on laisse passer ne suffit-elle pas pour apporter la peste parmi nous, et rendre vaines toutes mesures contre l'incubation de huit jours?

« Le contact de milliers de pestiférés est sans danger pour ceux qui « l'exercent à l'air libre ou dans un endroit bien ventilé. »

Mais cette ventilation n'est-elle pas une grande faute d'hygiène? Quoi! ce pauvre malade, qui n'attend peut-être qu'une sueur pour le sauver, va être exposé au courant d'un air mortel! A-t-on bien réfléchi à une telle prescription?

« La *peste* peut se transmettre hors des *foyers*, par l'air chargé des « *miasmes pestilentiels.* »

On peut traduire ainsi ce beau raisonnement : L'air de la peste peut se transmettre par l'air chargé des miasmes de la peste, hors des foyers de la peste.

« Les pestiférés, en viciant l'air de leur chambre, peuvent créer des « foyers qui transmettent la maladie. »

L'on oublie que *c'est l'air qui est infecté*, et qui transmettrait ses miasmes au loin.

« Les foyers d'infection peuvent persister après l'enlèvement des « cadavres. »

Alors ce n'est donc pas l'air qu'exhale le pestiféré qui donne la maladie, puisque ce pestiféré est mort, et qu'il est enterré depuis plusieurs jours? Quoi! malgré les portes et les croisées qu'on a toujours le soin d'ouvrir après l'enlèvement du corps, on trouverait que l'air de sa chambre bien ventilée est encore pestilentiel, et ailleurs on prétend *que le contact de milliers de pestiférés à l'air libre ne cause aucun mal;* on assure même que l'air renfermé dans ses hardes ne communique pas la maladie. A-t-on bien pensé à ces contradictions? Quel rôle insensé ne fait-on pas jouer à cette infection? A quoi sert donc, dans l'économie animale, ce principe vital si conservateur, cette puissance immense qui altère, digère même quelquefois les poisons, et les assimile à notre substance, quand ils ne sont pas trop disproportionnés à ses forces? La plupart des animaux voraces deviendront notre nourriture, après s'être nourris des choses les plus immondes. Le cochon, le crabe, le poisson, ne vivent que de matières souvent putréfiées. La nature, par le miracle de l'assimilation, a changé toutes ces substances dégoûtantes en une chair savoureuse. Et l'on voudrait qu'un simple miasme imaginaire restât constamment le même, et prît dans notre corps une vertu mortelle de reproduction indéfinie et sans limites! Est-ce croyable? est-ce même concevable? L'air, les forces vitales, peuvent-ils manquer de lui ravir ses propriétés nuisibles? L'on ne cesse de nous parler de similitudes insidieuses et par trop fausses. Le virus-vaccin est une matière morbifique visible, incontestable. C'est l'*épine de Vanhelmont* que vous introduisez dans les chairs, et qui offense la vie, comme le gaz délétère que vous respirez, comme le poison ingéré dans l'estomac. Tout cela n'a aucune analogie avec la peste, que tous les auteurs confessent ne pouvoir être inoculée. Qu'on ne nous parle donc plus de l'infection, même de celle causée par les cadavres des cimetières. Un corps, une matière animale dans l'eau ne sent pas mauvais, et ne s'y décompose pas comme à l'air libre. A l'air libre, arrivent les mouches, et bientôt tout cela est couvert d'œufs qui, en huit jours, ont dévoré leur nourriture, et n'ont laissé qu'un squelette. Le ver blanc ne sent pas fort bon; mais ce n'est déjà plus cette odeur nauséabonde du cadavre. Il y a déjà une métamorphose, un changement opéré par la vie animale de cet insecte; au bout de quelques jours, vous avez une chrysalide d'où il sort presque aussitôt une mouche qui n'a aucune odeur. C'est la mouche à viande, produit de l'infection. Si, chez un si petit animal, la pourriture perd toutes ses qualités fétides par le travail de l'assimilation, que faut-il donc penser d'un miasme gazeux que vous dites s'échapper de l'haleine ou de la transpiration d'un malade? Est-il possible qu'il garde encore, après avoir été élaboré longtemps dans son corps, les mêmes propriétés morbifiques que lorsqu'il a été absorbé? Qu'on fasse donc un peu plus d'honneur au principe vital qui nous anime et aux leçons que nous donne la physiologie!

« Si la peste se déclare dans une maison, il faudra faire porter de « suite le malade dans un endroit éloigné et parfaitement aéré. »

Voilà vraiment de la folle inhumanité au complet! Quoi! on aurait le droit d'enlever un citoyen hors de son domicile, sous le *prétexte* qu'il a la peste! et les honorables membres se disputent chaque jour avec leurs confrères, pour établir le diagnostic d'une simple maladie! Faut-il donc s'étonner de ces révoltes qui accompagnent si souvent les mesures sanitaires?

« Tous les habitants de la maison se rendront dans un endroit dé« signé par l'autorité, où ils seront soumis à la surveillance d'un « médecin. »

Nos Chambres n'accepteront pas certainement des propositions qui nous semblent criminelles.

« La maison sera évacuée, nettoyée, lavée, aérée, purifiée, et res« tera vide au moins pendant un mois. »

Ah! mes chers confrères, vous n'auriez pas dû laisser imprimer de telles choses!

« On en fera autant pour chaque maison atteinte de la peste, et on « *contraindra* le plus grand nombre des habitants de sortir de la « ville, en leur assignant des lieux de refuge et en les soumettant aux « mesures d'isolement nécessaires pour empêcher la propagation « du mal. »

Ces violences ne pourraient-elles prendre un nom effrayant et bien mérité?

« Si *des villes entières* étaient le théâtre d'*une épidémie de peste...* »

On voit ici qu'il ne s'agit pas de la peste importée de l'Égypte, mais d'une peste qui pourrait être *spontanée et née parmi nous au moyen des influences locales et de certaines causes désignées par la commission.*

« Ces dispositions seront exécutées sur une plus grande échelle et « avec une rigoureuse sévérité; mais les principes seront toujours les « mêmes; il faudra faire sortir des foyers les personnes non encore « atteintes, et de plus isoler et disséminer les pestiférés et les placer « dans des endroits bien ventilés. »

Et ailleurs:

« Si le navire n'a pas de médecin à bord, le capitaine certifiera que « la peste ni aucune maladio suspecte ne s'est montrée pendant la « traversée. »

2

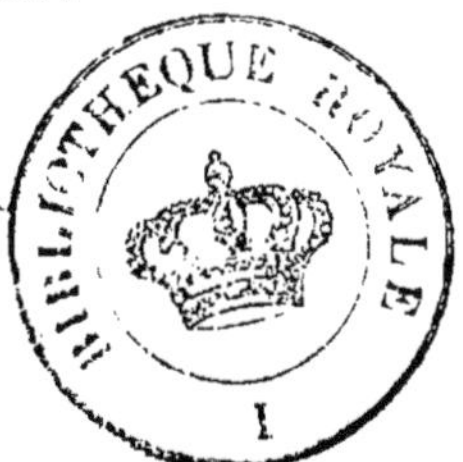

Voilà donc un capitaine médecin! n'est-ce pas bien rassurant? Nous laisserons les lecteurs faire leurs propres réflexions sur de telles conceptions.

On doit bien penser que l'Académie, pressée par un écrivain qui ne ménage pas ses adversaires, n'a pas manqué de recommander à son rapporteur de réunir tout ce qu'il a de plus concluant et de logique en faveur du contagionisme; eh bien! nous sommes fiers de pouvoir montrer aujourd'hui aux intelligences qui doivent prendre part aux débats, combien on les trompe, en croyant faire le bien. On nous objectera que ces idées ont été rejetées; cela ne nous ôte pas le droit de montrer jusqu'où nos adversaires ont poussé leur témérité.

« L'Autriche et l'Angleterre se sont prononcées. »

Soit! mais ces deux nations doivent-elles seules faire la loi? La France a-t-elle donc abdiqué ses droits, son honneur, sa liberté et sa puissance? ne peut-elle aussi donner un grand, un meilleur exemple, raisonner ses volontés, et apprendre avec fierté une belle vérité à toute la terre?

On pense faire une chose merveilleuse en plaçant la question de la peste et des quarantaines sur le terrain politique et commercial. N'est-ce pas ravaler la dignité de médecin que de lui faire abdiquer tout ce qui est intelligence, gloire, profondeur dans la science, pour se constituer complaisant politique ou agent de commerce! Dès que la science se met à croire à côté d'un ministre, en face d'un vieux code sanitaire et des intérêts commerciaux, elle cesse d'être libre et hippocratique; elle devient un instrument passif, et nous demandons alors si les droits de la médecine et de l'humanité qu'elle représente ne courent pas risque d'être compromis? Elle aura beau dire qu'elle ne décline pas sa compétence, et qu'elle *n'abandonne pas les difficultés de la question;* le plus simple verra que ce n'est qu'un jeu, et qu'elle n'envisage que ce qui peut confirmer le contagionisme, et lui mériter des bénédictions. Comparons ce qui s'écrivait sur cette matière, il y a vingt-cinq ans, avec ce qui se professe aujourd'hui, et nous serons tenté de dire que la médecine contagioniste de notre époque a organisé une immense intrigue en l'honneur de la nouvelle navigation et de nos vieux lazarets, et qu'elle se prépare tous les éléments possibles de réussite, au moyen des faits nouveaux qu'elle énonce, au moyen de ses rapports et de ses concessions.

« Nous avons envisagé la peste sous son véritable point de vue. »

Un faux ne demande pas à être envisagé ainsi. On l'écarte, on le rejette avec mépris, sans le discuter, et M. Lassis a eu raison de dire que l'existence même du genre humain serait une preuve contre la contagion! Ah! nous supplions MM. les honorables membres du Parlement qui nous ont accordé leurs sympathies, de ne tenir aucun compte des très-humbles concessions du contagionisme. Sa sollicitude pour la santé publique n'est qu'une déception! et il ne se fait humble que pour séduire davantage. Son audace grandit avec ses fautes; ses défaites le rendent plus entreprenant; comme Antée, il retrouve à terre de nouvelles forces!

Le rôle des médecins est bien changé! ce sont eux, aujourd'hui, qui recourent au merveilleux, et, s'éloignant des données positives de la science, se laissent égarer par les préjugés et les superstitions!

« M. Dubois d'Amiens : « Le rapporteur croit avoir résolu la ques-
« tion de l'importation de la peste, au moyen de dix faits concluants
« selon lui. Nous avons été obligés de réduire ces dix faits à quatre,
« dont aucun n'a pu soutenir la discussion. »

C'est fort cela! et pourtant nous verrons que cette grave accusation n'empêchera pas le triomphe du contagionisme.

« L'Académie sait maintenant à quoi s'en tenir sur la valeur des
« faits invoqués pour mettre hors de doute l'importation. Ces faits,
« jusqu'à présent, n'ont trouvé qu'un seul défenseur, et nous avons
« vu que leur exposition est tout aussi incomplète que celle donnée
« dans le rapport. »

Bel encouragement pour la solution du problème! M. Dubois pense que MM. Bousquet et Pariset n'ont apporté dans leurs faits *aucune preuve, aucun des caractères qu'exige une bonne observation*, et qu'il n'y a pas de place entre un contagioniste et un non contagioniste. C'est très-vrai, et cependant, nous le verrons bientôt, le résultat du rapport ne sera qu'une transaction entre les deux doctrines.

« La majorité de la commission soutient que pour peu qu'on s'ap-
« proche d'un pestiféré on est exposé au danger; donc elle est plus
« contagioniste que les contagionistes purs. »

Et néanmoins elle réduit les mesures sanitaires presque à zéro.

« La science n'a pas dit son dernier mot. Il ne faut pas laisser aux
« intendances le soin de déterminer la durée des quarantaines en cas
« de maladies suspectes; elles trouveraient tout suspect, et ce serait
« l'arbitraire le plus odieux. »

Il n'y a pas de doute.

SÉANCE DU 22 MAI.

« M. Dubois dit que la contagion à Marseille ne repose sur aucun
« fait; des anecdotes, des témoignages suspects, des documents d'in-
« tendances, et c'est tout. »

C'est pourtant sur des bases aussi méprisables que reposera le jugement de l'Académie.

« Qu'il s'élève, dit M. Bégin, un Chervin, et alors nous pourrons
« demander l'abolition complète des mesures. »

Ne l'écartez-vous pas ce Chervin? Si vous n'accueillez pas l'anticontagionisme absolu que vous connaissez bien, écoutez au moins cette doctrine... appelez dans le sein de votre commission, ou mieux, ne repoussez pas des confrères qui la professent sincèrement!

« Le travail de la commission est un recueil à peu près complet,
« une analyse et un résumé des travaux nombreux publiés sur la peste.»

Nous ne pouvons accorder cela. On n'y trouve pas même un seul argument de l'anticontagionisme absolu, pas une des innombrables raisons sur lesquelles il s'appuie.

« Les médecins sanitaires, en allant visiter les malades et s'assurer « de la peste, deviennent des colporteurs de la maladie. »

C'est ce que nous avons dit.

« Des femmes en voyage se laisseront-elles visiter par ces mé- « decins? »

C'est encore ce que nous avons dit.

« L'Académie est le médecin de l'humanité, et doit solliciter de « l'Europe le desséchement de la source de la peste. »

On devrait sentir la portée d'une prétention aussi vaine que ridicule. Vous oubliez donc que l'immense majorité des auteurs ont attribué la cause de la peste aux marécages que forme le Nil, et que cette source de la prospérité de l'Égypte ne peut être tarie? Comment voulez-vous que l'Europe reconnaisse vos singulières étiologies, quand vous êtes en discord sur tous les points de votre doctrine; que vous n'avez consulté ni vos voisins, ni l'opinion générale des médecins, ni celle de vos sœurs, les académies de Montpellier, Strasbourg, Bordeaux? etc.

« *Dussap* propose à des enfants de se laisser inoculer la peste. Les « uns succombent, d'autres échappent. »

Vous devriez taire un crime abominable.

« En éclairant les gouvernements, la science ne veut pas jeter l'a- « larme parmi les populations. Les médecins doivent protéger et « conserver les hommes; ils ne sont pas faits pour publier les maux, « et encore moins pour les exagérer. »

C'est pourtant ce qu'on peut leur reprocher dans les temps dits pestilentiels, et notamment depuis le choléra, de si terrible mémoire. On n'a pas voulu jeter l'alarme; soit! mais y a-t-il une seule notice de vos journaux, une seule mesure demandée à la police administrative qui ne soit une organisation de la terreur? Vos journaux devraient-ils s'abaisser à n'offrir à leurs lecteurs que des chiffres de mortalité? Le docteur a-t-il coutume d'entretenir le public de ses revers? Encore aujourd'hui, n'avez-vous pas pris l'habitude de l'effrayer de tous les sinistres imaginables? Tremblements de terre, pluies de sang, de crapauds, famine, inondations, incendies, voleurs, récidivistes, pestes, fièvre jaune, choléra en voyage, morve, typhus, fièvre typhoïde impatronisée partout, etc., voilà les jeux de la publicité! Cette faute énorme de la science établit les prédispositions les plus fâcheuses dans la santé publique; elle amollit les courages, et il n'y a qu'un pas de la terreur des maladies à la terreur du canon. Comment espérer des soldats intrépides, quand ils ont été nourris, dès leur jeunesse, dans la pusillanimité et la crainte de cent événements malheureux? N'aurons-nous pas peut-être un jour besoin de braves défenseurs de la patrie?

SÉANCE DU 30 JUIN.

Doutes sur l'effet de transmissibilité. — Doctrine imposée de force aux puissances étrangères. — Histoire du géant qui n'existe pas. — Embaumement et salaison. — Système de M. Pariset.

« Il paraît que le rapport ne convient à personne; pas même à l'ad-
« ministration... »

Est-ce que l'administration a le droit de juger l'Académie? Condescendance partout, comme s'il y avait un terme moyen entre l'erreur et la vérité...

« Quelle confiance peut-on avoir dans les faits de transmissibilité
« passés dans les mystérieuses enceintes des Lazarets? »

Et malgré des accusations si fortes, une presque unanimité va bientôt consacrer la contagion et se flatter d'entraîner toutes les académies dans ses vues! *On soumettra même par la force toutes les puissances récalcitrantes!* Nous copions textuellement. Rêvons-nous? nous voudrions vraiment le croire.

« M. Bousquet ne nie pas seulement les innombrables conclusions « du rapport, mais les *vérités* fondées sur le *témoignage universel* et « les faits de notoriété publique. »

Il n'y a donc pas d'anticontagionistes! Voilà la modestie de nos adversaires! *La notoriété publique doit passer avant les leçons du divin vieillard!* Voilà la reconnaissance des fils d'Hippocrate!

M. Bousquet rappelle l'histoire d'un prétendu géant de sept pieds. On désirait savoir la longueur de ses ongles et de telles autres parties de son corps, quand un passant s'avisa de demander si l'on s'était bien assuré que le géant existât. — Avant de faire tant de frais pour la peste, dirons-nous, n'était-il pas naturel de savoir si elle existe, si elle n'est qu'un mot, si toutes les histoires auxquelles elle a donné lieu ne sont pas des mensonges indignes d'une science aussi noble que la médecine?

« M. Pariset : Cette question de la vie des hommes embrasse les « faits les *plus variés*, les *plus instables*, les *plus bizarres*, et en « *apparence les plus contradictoires.* »

Ne dites donc pas *en apparence*. Non-seulement vos faits sont des tissus de faussetés aux yeux de la controverse, mais même en acceptant votre déclaration; car quel respect pouvez-vous avoir pour des faits *instables*, *bizarres*, *contradictoires*, etc.?

« Préparez-vous à une œuvre *sainte*; l'*Europe* et la *postérité* vous « contemplent. »

Quelle majesté et quelle rare prescience! Il n'y a donc plus d'Amérique, d'Asie, d'Afrique, d'Océanie! Votre doctrine, une œuvre *sainte!* c'est vraiment une présomption que votre éloquence hardie peut seule proclamer. A défaut de *la postérité* dont le jugement est au moins douteux, craignez que la génération actuelle ne vous fasse repentir d'avoir éveillé son attention.

« Une femme se lève pour danser, *bégaie pour la première fois* « *de sa vie*, et tombe comme frappée de la foudre par la peste. »

M. Pariset devrait bien ne pas employer le badinage dans une affaire aussi grave que celle qui l'occupe.

« La salubrité et la *salaison* en Égypte ont commencé l'une par « l'autre, et ont fini l'une avec l'autre. Quand je dis *salaison*, je me « sers du mot véritable plutôt que du mot fastueux d'*embaume-* « *ment*. »

C'est pourtant, nous pensons, le terme dont vous vous êtes servi jusqu'ici, et votre salé des morts ne nous semblerait qu'un désir de mieux faire valoir votre doctrine près du peuple des campagnes. Cependant nous nous permettrons de vous faire remarquer que le salé le plus soigné ne se garde guère plus d'un an, qu'il finit par se décomposer, sentir mauvais et n'être plus une nourriture. Vous nous direz que les momies aromatisées, salées, étaient revêtues de bandelettes bien vernissées. Tout cela ne peut empêcher tôt ou tard la putréfaction et la sortie des miasmes de la matière animale, qui s'altère peut-être moins promptement que dans la terre, mais qui doit finir par être cendre ou poudre de momie. Bouchez très-fort une bouteille de vin de Champagne ; ficelez-la, garnissez son ouverture d'une forte couche de résine ; néanmoins au bout de quelques années, vous trouvérez une déperdition de liqueur. L'air pénètre donc partout. Les insectes même ne respecteront pas plus vos momies que le bois le plus dur, qui devient un jour vermoulu et percé de mille trous; et les voilà donnant jour à tous les gaz qui doivent nécessairement s'en échapper et faire mentir votre doctrine.

SÉANCE DU 7 JUILLET.

Histoire prolixe des pestes par M. Pariset. — Anecdotes controuvées. — Le secrétaire perpétuel en désaccord avec la commission.

M. Pariset nous fait le récit le plus prolixe et le plus effrayant de toutes les pestes de l'histoire, sans craindre même de citer à tort l'Écriture sainte. Nous aurions pu attendre du célèbre académicien une sorte de traité *ex professo*, et nous n'avons recueilli que des assertions ou des contes tels que ceux-ci: *Une femme enterrée depuis cent ans et morte de la variole a donné cette maladie à deux enfants qui s'étaient approchés de son cercueil.*

Un cercueil ne dure guère cent ans!

« Un vieillard de soixante-dix-sept ans avait cinq garçons et trois « filles. Cet homme notable se nommait Abou-Habbout. En dix-huit « heures, ses enfants meurent de la peste. Le malheureux père les « conduit à la sépulture, et meurt lui-même sur la fosse. »

Voilà une anecdote qui assurément n'offre aucun des caractères de la vérité!

« Jamais un *air pur*, eau pure, aliments sains, terre salubre, ne « produisent une maladie qui cause la mort. »

Et les tristesses de l'âme, et la terreur ne sont donc plus funestes dans *votre air pur?*

« L'excès du travail, l'inégalité de la température donneront des « maladies, mais jamais rien de semblable à la peste. »

L'assertion est de toute fausseté; toutes les maladies dites typhoïdes ressemblent à la peste, de l'aveu de presque tous les auteurs, et vous convenez même ailleurs:

« Qu'elles ont une *affinité étroite avec cette maladie*, qu'il ne « leur manque qu'un *certain maléfice, l'empoisonnement par l'émanation des cadavres.* »

Pourquoi nous occuper d'une hypothèse si mal accueillie, même de vos honorables confrères, quand vous avez une cause reconnue par tous les bons auteurs, les marécages du Nil? On la passe probablement sous silence, parce qu'on ne pourrait plus faire valoir les dix ou douze causes imaginaires que le nouveau contagionisme a établies. On peut dire hardiment qu'on a rebâti l'Egypte à neuf, qu'on a donné l'aisance à tous les fellahs, qu'on exerce par tout l'Orient nos mesures sanitaires; mais on ne pourrait se vanter d'avoir supprimé les débordements fertiles du Nil.

« Loin d'être *nouvelle*, l'opinion de l'anticontagionisme est plus « ancienne que la nôtre. »

M. Pariset a raison: Nous avons eu tort d'intituler notre anticontagionisme absolu: *Doctrine nouvelle;* car nous n'avons pas de doctrine. Nous disons seulement que le contagionisme est faux, et nous croyons l'avoir démontré à tout esprit non prévenu.

« A quoi servent les faits négatifs? »

Nous n'en avons pas besoin. Il nous suffit de démontrer que vous n'êtes pas dans la vérité, et qu'aujourd'hui même, malgré votre immense talent, vous êtes obligé d'aller bouder dans votre tente contre des confrères qui n'adoptent pas vos principes, et dont vous déplorez vous-même les erreurs!

« Le bonheur du peuple est plus fort que nos subtilités et nos né« gations. »

Pouvez-vous invoquer le jugement du peuple sur un mal aussi difficile à comprendre, quand vous lui refusez souvent le droit de raisonner même sur un mal de dents?

« Nos conclusions n'ont pas le bonheur de se rencontrer avec celles « de la commission qui sont erronées et renferment des suppositions, « des contradictions peu dignes d'une Académie. »

Si un génie aussi élevé que celui de l'honorable secrétaire perpétuel de l'Académie traite si durement la commission, méprise son langage incompréhensible et ne se sent pas la *force de relever les fautes dont fourmille son rapport,* nous acquerrons peut-être le droit de donner humblement notre avis sur les conclusions finales qu'elle vient de publier.

SÉANCE DU 25 JUILLET.

« Quelle confusion ! quelle anarchie ! s'écrie un membre de la « commission ! MM. Pariset, Bousquet, Castel, Hamont et Desportes « repoussent dans le rapport de la commission tout ce qui n'est pas « favorable à leur système. MM. Dubois et Londe mettent en doute « la portée des faits sur la transmissibilité de la peste en dehors des « foyers. »

Comment, au milieu d'une telle division, a-t-on pu former une majorité, y entraîner le corps académique, et comment prétend-on donner un exemple édifiant et séducteur à tous les savants de l'Europe ?

« On veut nous donner une médecine hypothétique, fantasmago- « rique, indigne de notre époque. »

Comment tout ce chaos d'idées et de systèmes qui se choquent n'ouvre-t-il pas les yeux de nos honorables maîtres à l'Académie, et ne les amène-t-il pas à rejeter ouvertement et le passé et le présent de la déplorable affaire qu'on agite sous leurs yeux ?

SÉANCE DU 8 AOUT.

« M. Rochoux : Un fait est bien têtu, disait-on à Royer-Collard. « Un fait, répondit-il, est un sot… C'est ce que je dirai à ceux qui, « pour montrer *la dévorante contagion*, citent à profusion ces his- « toires comparables aux contes d'ogres et de vampires, dont le plus « simple bon sens fait si aisément litière. »

Nous demandons ce qu'on doit penser de la contagion, après une telle diversité d'opinions dans notre académie ? Que fût-il donc arrivé si la question eût été portée simultanément près des corps savants de toutes les nations ?

SÉANCE DU 22 AOUT.

« Le mot de peste a été appliqué à plusieurs maladies qui n'a-
« vaient d'autres rapports avec la peste d'Orient qu'un grand danger.
« Il y a eu un temps où les médecins ne soignaient plus de fièvres
« putrides ou malignes, mais une sorte de peste, puis la peste même;
« comme depuis quelques années, on n'entend parler que de typhus,
« et les populations se sont prêtées à ces nouveautés. »

Nous voudrions bien que l'honorable docteur condamnât au moins ces cruelles nouveautés qui ne peuvent qu'aggraver l'état du malade par l'inquiétude qu'elles lui causent.

« M. Castel : Le travail de la commission est si défectueux et si
« *peu médical*, qu'elle ne parviendra pas à le rendre digne de l'Aca-
« démie par des amendements; c'est une véritable mystification. »

Et comment sera-t-il alors digne des Chambres et de tous les médecins de ce monde?

« Je vous soutiens que mes vers sont bons... et moi, fort mauvais,
« dit M. Dupuy. N'est-ce pas là le langage de la commission?.. Il y a
« une épidémie de présomption dans la commission..... elle est une
« endémie... Le rapport est jugé au dehors encore plus sévèrement
« que parmi nous... M. Pariset dit que l'Académie se compromettrait
« en l'adoptant... Il faut rejeter toutes les conclusions. »

SÉANCE DU 7 SEPTEMBRE.

M. Castel : « Où conduira ce luxe de subtilités, de paradoxes, de
« circonlocutions, de restrictions, qu'on s'efforce d'accréditer? Le rap-
« porteur nous a dit avoir évité de se placer sur le terrain scientifi-
« que. Etre médecin, parler devant l'Académie au nom d'une portion
« de l'Académie, et ne pas se placer sur le terrain de la scienc,
« certes il y aurait là un grand sacrifice ! »

C'est pourtant la faute malicieuse qu'a commise le contagionisme !

« Votre régime sanitaire a fait plus de mal que de bien. La collec-
« tion des règlements, arrêts, mesures, etc., que M. Robert appelle
« *opus aureum*, n'inspire pas moins de dégoût que ne le ferait le ri-
« tuel des prêtres d'Osiris... Le caquetage devrait être banni de cette
« enceinte. Votre travail est un tissu de contradictions, un chaos. »

Quelles armes pour la justification de notre critique! Pas un seul orateur ne s'est levé pour combattre cette grave et juste accusation !

SÉANCE DU 29 SEPTEMBRE.

M. Moreau : « La commission propose des expériences. Vous vou-
« lez donc sacrifier la vie de vos semblables ! — M. Prus : Nous ne
« sacrifierons la vie de personne. Dans les expériences, on trouvera
« toujours des individus disposés à s'y soumettre. »

Vous n'avez pas ce droit-là. C'est un crime que vous proposez.

M. Castel : « La commission rejette toutes les objections, et ne ré-
« pond que par des chiffres et des faits plus ou moins contestés. Elle
« semble oublier qu'elle parle à des médecins. C'est un parti pris. »

Rien de plus vrai.

« La proposition la plus importante a été votée par six membres
« dont quatre pour et deux contre ; et on appellera cela une délibé-
« ration académique. Cela est intolérable. »

Et peut-être cette faible majorité n'est-elle que politique.

Quel jugement le lecteur portera-t-il sur ces séances que nous venons d'analyser ? Il est difficile qu'il soit plus sévère que celui des honorables membres de l'Académie eux-mêmes, qui déclinent à l'envi la responsabilité de l'œuvre de la commission. Des soixante conclusions du rapporteur, sept seulement sont restées debout, et l'on a vu avec quelle flatteuse sympathie elles ont été admises ! Dès l'année 1835 nous avions soulevé la question des fléaux pestilentiels, et le Ministre avait missionné et commissionné diverses personnes qui ont nécessairement dû laisser les documents convenables au but qu'il se proposait. Pourquoi donc un si pauvre résultat, après avoir promis une œuvre si complète? Nous avons vu les membres de la commission contagioniste à divers degrés offrir la confusion la plus déplorable; que serait-il donc arrivé, s'ils eussent eu la loyauté d'admettre parmi eux un certain nombre d'anticontagionistes fermes et absolus? Assurément une doctrine qui montre déjà si peu d'unité, quand elle est traitée exclusivement par ses défenseurs, n'aurait pu que succomber devant des adversaires armés de raisons insurmontables.

Si on lit attentivement notre ouvrage, page 587, on verra combien d'idées nouvelles et de corrections nous avons eu le bonheur d'inspirer à la commission. Des soixante conclusions dont son rapport était surchargé, nous croyons que notre critique a pu amener le grand sacrifice qui les a réduites à sept. Avoir fait mourir cinquante-trois membres d'un si grand travail, nous pensons que c'est une belle cure !

II.

ACADÉMIE DE MÉDECINE.

Examen critique d'un article de l'*Epoque* du 11 décembre 1846.

Un article de l'*Epoque*, du 11 décembre 1846, que nous analyserons aussi rapidement, pour répondre loyalement à tous les adversaires de la salutaire doctrine de l'anticontagionisme, rapporte et discute les conclusions de la commission. On remarquera que, tout en respectant la chose jugée, l'auteur anonyme ne laisse pas de blâmer dans presque toutes ses parties ce qui reste du rapport de M. Prus.

« L'Académie a *définitivement* accepté les conclusions suivantes :
« Les contrées où la peste naît *encore* sont, en première ligne,
« l'Egypte, puis la Syrie et les deux Turquies. »

Après avoir conclu, quelques séances auparavant, que la peste pouvait naître spontanément dans un grand nombre de contrées d'Europe, d'Asie et d'Afrique, comment expliquer cette restriction subite et si grande, et ne plus trouver le fléau que dans les quatre pays qu'on vient de désigner? Comment une commission change-t-elle aussi promptement de manière de voir? Cela ne donne pas une grande idée de ses principes et de ses assertions.

« Il est *cependant* à craindre que la peste puisse se développer, « sans importation, dans les régences de Tripoli, de Tunis et dans « l'empire du Maroc. »

C'est toujours donner un démenti, sans dire pourquoi, aux causes reconnues des débordements du Nil. C'est déclarer que la peste peut se manifester partout où règne l'insalubrité imaginaire qu'on veut faire prévaloir.

« Les conditions qui déterminent et favorisent le développement de « la peste sont, autant que l'*observation permet de le constater*, l'ha- « bitation sur des terrains d'alluvions ou marécageux. »

Combien de terrains semblables (les marais Pontins, par exemple) n'ont jamais été frappés de la peste!

« Un air humide et chaud. »

Cette condition devrait la porter dans un million d'endroits.

« Demeures basses. »

Qui voudra maintenant habiter un rez-de-chaussée, un entresol? Pauvres gens de boutiques et de magasins, à quel malheur êtes-vous exposés!

« Mal aérées, encombrées. »

Tout cela est bien vague. Faut-il tenir les portes et fenêtres ouvertes, même en hiver? On aura bien de la peine à faire observer cette hygiène aux habitants du Nord, qui aiment si bien à se clore parfaitement. Encombrées de quoi? d'une nombreuse famille sans doute? Alors vous arrachez à nos villageois le bonheur de se réunir autour du chef de la maison. Faut-il donc qu'ils violent le commandement divin : Crescite et multiplicamini.

« Quantité de matières animales et végétales en putréfaction. »

Vous perdez de vue le tableau d'une grande ferme! Ferez-vous enlever cette litière qui couvre la cour et le devant de ces étables, où souvent viennent se guérir vos malades? corrigerez-vous l'odeur de ce fumier qui doit faire la richesse du cultivateur ? s'est-il jamais plaint de respirer les vapeurs qui s'élèvent de ses écuries et de ses étables ?

« Une alimentation insuffisante et malsaine. »

Voyez donc l'Irlande qui mange de l'herbe et qui n'a pas la peste ! Rappelez-vous donc des armées sans pain, des assiégés réduits à la dernière des misères; rappelez-vous donc 1816, où l'on avait à déplorer la famine dans plusieurs départements, mais où le peuple n'était malade que d'inanition.

« Une grande misère physique. »

Qu'est-ce qu'une misère physique ? est-ce l'affection d'un cancer, d'un anévrysme, des hémorrhoïdes rentrées ? tout cela ne donne pas la peste. Est-ce la condition du pauvre souffrant ? mais dès que vous l'aidez, que vous le consolez et que vous ne lui donnez pas la peur de la peste, il est plus heureux et mieux portant que vous.

« Un état habituel de souffrance morale. »

Ah ! si tous les cœurs bons et sensibles qui ont chaque jour à souffrir, ne fût-ce que du mal qu'on fait aux autres, se trouvaient compris dans cette classe, c'est la moitié du genre humain que vous condamneriez à la mort !

« La négligence des lois de l'hygiène publique et privée. »

Dites donc explicitement ce que vous entendez par là ? Est-ce que chaque peuple, chaque individu n'a pas son hygiène ? Telle nation se nourrit de viande; telle autre de lait; telle autre de légumes; telle autre d'un peu de pain, de soleil et de spectacles ! Allez donc changer l'hygiène du Breton, de l'homme de nos campagnes, et leur donner vos lois ridicules que vous oubliez même de déterminer ! Vous établissez donc une cause alarmante, sans aucune espèce de raison. Voilà une dizaine de causes pour déterminer la peste ; mais doivent-elles être indispensablement réunies pour former la maladie ? Vous ne le dites

3

pas. S'il en est ainsi, le fléau est impossible à peu près; car quel hasard pourrait les rassembler exactement? Ne faut-il qu'une seule de ces causes, on voit alors que, de toute nécessité, le fléau est inévitable et sera constamment partout; car presque toutes vos causes sont générales. Voilà donc une étiologie absurde!

« La peste ne *paraît* pas se transmettre à l'état sporadique. »

Ne *paraît pas!* quoi! depuis plus de quatre cents ans que dure votre doctrine, vous êtes encore dans le doute sur la condition de sa transmission?

« La peste épidémique est transmissible, soit dans les lieux où elle « sévit, soit hors de ces lieux, à l'aide de miasmes qui s'échappent « des corps des malades, et qui, répandus dans des endroits clos et « mal ventilés, *peuvent* créer des foyers d'infection pestilentielle. »

Vous rejetez la contagion admise par tous les auteurs, et vous créez une doctrine nouvelle qui n'a pas subi d'examen; vous n'êtes pas même assuré de ce que vous avancez, puisque vous dites *peuvent*. Qu'entendez-vous par une chambre close et mal ventilée? Il nous semble que la première condition de la chambre d'un malade est d'être close et à l'abri du vent, surtout dans les temps froids et humides.

« Aucune observation *rigoureuse ne prouve* la transmission de la « peste par le seul contact des malades. »

Comment peut-on assurer qu'un autre moyen a contribué plus *sûrement* à sa maladie, et que c'est cette infection hypothétique qui a empoisonné le malade? Dans cette supposition, n'y a-t-il pas entre le malade et l'homme sain un intervalle? si peu considérable qu'il soit, l'air atmosphérique se saisit du miasme et le décompose, tandis que la contagion (que nous nions toutefois) a quelque vraisemblance d'action intime. Son principe pestilentiel à l'état de sueur sensible, de simple moiteur même, touche immédiatement mes doigts, mes mains, et y produit une sorte d'inoculation. La théorie de la contagion peut donc, toute mauvaise et dangereuse qu'elle est, se défendre mille fois mieux que cette autre doctrine ridicule.

« De nouveaux faits sont nécessaires pour démontrer que la peste « n'est pas transmissible par les hardes des pestiférés. »

En attendant, nous serons exposés ! Comment concevoir que depuis tant d'années qu'on s'occupe de la peste et de ses phénomènes, on soit aussi peu avancé sur ce qu'il était si nécessaire de savoir? On va délivrer une patente nette, et laisser en libre pratique au bout de huit jours un passager revêtu d'habits pestiférés qui peuvent, suivant le contagionisme, ne développer leur action funeste que tardivement, et porter au loin le fléau de la peste.

« Il résulte des recherches faites dans les Lazarets, que depuis plus « d'un siècle, les marchandises n'ont pas donné la peste. »

Quelle foi pouvez-vous accorder à des déclarations intéressées et accommodées aux besoins de la circonstance? N'avez-vous pas entendu quelle déconsidération on a jetée sur le personnel et les registres de ces établissements?

« En dehors des foyers épidémiques, la peste ne s'est pas déclarée, « chez les personnes compromises, plus de huit jours après un *isolement complet.* »

Pourquoi en dehors des foyers et non pas en dedans? que signifie cette différence? Comment avez-vous pu l'établir? qu'est-ce qu'un isolement, sinon une abominable prison cellulaire, où le malade n'a plus qu'à méditer la mort? D'ailleurs pouvez-vous établir cet isolement? Ces visites des médecins, ces soins charitables que vous nous promettez en couronnant votre œuvre, ne sont-ils pas un démenti à votre isolement complet? En visitant le pestiféré, toutes ces personnes chargées de le secourir ne vont-elles pas transmettre ailleurs le mal et faire de *nouveaux foyers?*

« Une application éclairée et persévérante des lois de l'hygiène « *pourrait,* en *déterminant les causes* de la peste, prévenir son déve-

« loppement dans les lieux qui lui donnent encore aujourd'hui nais-
« sance. »

Ce seul mot *pourrait* montre assez que vous n'avez aucune certitude, que vous n'avancez que des suppositions, et que vous ne connaissez pas même la source du mal que vous prétendez guérir..... En *déterminant les causes !*. Vous ne les connaissez donc pas ! il vous faudra donc faire des essais successivement sur les dix ou douze bases de votre étiologie ! Quand cesserez-vous donc de défendre une doctrine qui vous couvre de confusion ?

« Faire surveiller au *dépôt*, pendant la *traversée* et à l'*arrivée*,
« par des médecins sanitaires, légalement assermentés, les bâtiments
« venant des lieux suspects. »

Voilà le comble de l'absurdité ! Il faudra donc trois espèces de médecins assermentés comme des gardes champêtres, pour s'asurer si tel bâtiment a la peste ! Comment mettrez-vous d'accord ces trois pauvres docteurs qui auront sans doute cent fois moins de raisons de s'entendre que votre commission, qui, malgré ses grandes lumières, est en désaccord sur toutes les questions? A l'arrivée, s'il plaît au médecin de déclarer, contre l'assertion de ses deux confrères, que j'ai la peste, à quoi auront servi mes beaux certificats? Ainsi, j'arrive avec patente nette; la peste n'est plus à Alexandrie depuis plus d'un an, et cependant vous laissez au médecin de l'arrivée le droit de me séquestrer complétement, de me tuer par le saisissement qu'il me cause, par le tort qu'il fait à mes affaires commerciales, à ma liberté, sous l'ombre d'un motif plausible, et parce qu'il a plu à un homme à gages et à préjugés de penser que je suis atteint d'une maladie suspecte, et qu'il n'a jamais vue ! A-t-on bien réfléchi à de telles inconséquences !

« On insistera sur un *bon* système d'aération du navire pendant la
« traversée. »

Il y en a donc de *mauvais?* Mais si la ventilation est nécessaire, salutaire, il faut la pratiquer constamment. Il faut me souffler au nez, même en hiver, un air froid et humide, quand il gèle, et m'enrhumer pour me guérir d'un mal hypothétique; il faut chasser l'air puant et miasmatique de la cale, et l'envoyer aux passagers et à l'équipage. Toutes ces choses ridicules, on le devine, veulent venir déposer en faveur de l'infection.

« Patente nette, quand la peste n'existe pas, ou qu'elle n'est qu'à « l'état sporadique. »

Nous avons montré que cette distinction était vague; que la peste sporadique doit être la peste; que la différence n'étant que dans le nombre des cas qu'on ne détermine pas, on prête à l'arbitraire le plus dangereux.

« Patente brute en temps d'*épidémie pestilentielle* ou d'imminence « d'épidémie. »

Mais une épidémie *pestilentielle* peut être toute autre chose que la peste. Lisez donc vos auteurs. N'a-t-on pas donné ce nom à toutes les maladies de mauvais caractère? et puis qu'est-ce qu'une imminence? Ce n'est pas la sporadie, puisqu'elle permet une patente nette. Quels seront donc vos prophètes d'épidémie? Oserez-vous donner ce droit à des médecins à gages et abrutis dans le métier le plus ennemi de l'honneur, de l'indépendance et des voies d'instruction?

« L'Académie s'en rapporte à l'*autorité*, pour déterminer par quels « degrés et jusqu'à quel point la prudence permet de rapprocher la « pratique des résultats de l'observation, d'après les faits connus jus- « qu'à ce jour. »

N'est-il pas évident qu'il dépendra d'un seul fait rapporté par un intéressé dans la nouvelle doctrine, pour imposer une quarantaine plus sévère, plus étendue, et que c'est toujours l'*autorité* qu'on laisse libre de déterminer une chose aussi éloignée de sa compétence? N'y a-t-il pas à considérer que, sous le prétexte de servir la santé publique, on acceptera un fait qui peut fort bien être un menteur, à la compagnie de quatre siècles d'observations menteuses? Qu'entendez-vous par l'*autorité?*

Est-ce le maire de l'endroit? est-ce une intendance? est-ce le ministre? De quelque manière que vous répondiez, voilà le cas le plus grave, la décision la plus difficile à la merci de gens étrangers à la médecine! Votre maire, votre intendant, votre ministre, peuvent être des négociants très-distingués, des fabricants très-renommés; mais, en bonne conscience, leur appartient-il de réglementer notre santé? Ils auront soin de consulter, nous dira-t-on, un médecin assermenté; mais alors ce n'est plus l'administration qui juge le cas, c'est un homme à qui vous laissez une mission délicate, et qui embarrasserait même des académiciens. Le voilà maître d'arrêter tout le personnel d'un navire, à l'occasion d'une maladie qu'il *soupçonne* être la peste, et qui, dans quelques jours peut-être, sera reconnue pour n'être pas la peste! L'arbitraire ici passe les bornes!

« La quarantaine comptera du jour de l'arrivée du bâtiment en « France, pour les navires ayant un médecin sanitaire à bord. »

Ce médecin, où le trouver? Quel est l'homme d'études et de science qui se résignerait à un sort semblable! Quelle galère! mon Dieu! et rien que la peste en perspective, rien que la peste pour récompense de son dévouement!

« Quelle que soit la patente, s'il y a eu à bord pendant la traver- « sée, ou à l'arrivée, un ou plusieurs cas de peste, ou seulement quel- « ques maladies suspectes, les passagers et l'équipage devront être « soumis à la même quarantaine que s'ils sortaient d'un lieu où ré- « gnerait la peste. »

Cela révolte le bon sens et la raison! Ce n'est pas là de la médecine! c'est une pitoyable inquisition! Quoi! la peste n'est pas en Égypte depuis deux ou trois ans; je la quitte avec patente nette, et je puis gagner en route la maladie! où l'ai-je donc prise? Qu'est-ce qu'une maladie suspecte? Un passager qui sait le sort qui l'attend, s'il se plaint, ne peut-il dissimuler, si son mal lui prend au moment de l'arrivée? Irez-vous le forcer à dire qu'il est malade? ne peut-il tromper votre médecin le plus facilement du monde? A quel signe d'ailleurs pouvez-vous reconnaître qu'un passager a une maladie suspecte? Ne ferez-vous pas naître des actes de violence, d'injustice, d'impéritie de la part du médecin? Ici il laissera passer un *cas pestilentiel* qu'on a su dissimuler; là, au contraire, il a effrayé, tué le malade qui n'avait qu'une indisposition légère. Et puis vous parlez de maladies suspectes; mais à quels signes les reconnaîtrez-vous? vous ne le dites pas. A quels symptômes même reconnaîtrez-vous la peste? vous ne le dites pas. Dans quel embarras ne mettez-vous pas votre médecin assermenté, ou plutôt quels droits énormes ne lui donnez-vous pas?

Voilà, selon vous, la durée de l'incubation de la peste d'Orient déterminée; mais n'avons-nous donc que cette maladie à redouter? où sont vos conclusions sur la fièvre jaune et sur le choléra? M. le ministre a modifié ou abrogé les lois et mesures, dira-t-on, contre la fièvre jaune. Et de quel droit? ne devait-il pas demander avant tout les conclusions solennelles de notre Académie? Est-ce avec de simples ordonnances qu'il peut disposer de nos santés?

Quelle incubation avez-vous donnée au choléra, que les journaux nous annoncent si disposé à suivre le même intinéraire qu'en 1830? Avez-vous fixé le nombre de jours que ce fléau et celui de l'Amérique séjournent dans le corps avant de présenter ses caractères mortels? Vous n'oseriez dire que l'incubation des trois maladies est la même, et confondre ce qui appartient à chacune d'elles. Autant vaudrait dire qu'une pleurésie, une hémorrhoïde et une apoplexie sont une même maladie, et présentent la même marche. Voilà donc votre travail qui laisse encore deux épées suspendues sur nos têtes!

« Le bâtiment sera soumis à une quarantaine de rigueur, dont la « *durée* et les *conditions* seront déterminées par l'*autorité supérieure.* »

Voilà encore le ministre médecin, le ministre docteur de la peste!

« Sur tous les navires, on continuera à plomber les effets des voya-

« geurs, ou bien *encore mieux, si cela est possible*, on les soumettra « pendant la traversée à une ventilation *efficace.* »

Vous voilà bien incertains sur l'efficacité de vos mesures! Si vous avez une ventilation salutaire, à quoi bon parler de la vieille mesure ridicule du plombage? plomber et ventiler ne sont-ils pas deux moyens absolument contraires? Comment n'apercevez-vous pas toutes vos contradictions?

« Regarder comme inutiles les moyens mis en usage pour purifier « les marchandises. »

Ajoutez donc : et les effets. Au moins cette mesure, toute fausse et ridicule qu'elle était, tranquillisait les esprits, et nous dirons que cette sorte de médecine morale était ce qu'il y avait de plus sage dans les Lazarets.

« Disposer les Lazarets de manière à assurer l'isolement des pesti-« férés et en même temps une parfaite aération. »

Cette belle mesure est évidemment encore un hommage à la doctrine de l'infection. Nous l'avons déjà dit : votre isolement est un coup de poignard à votre malade. Quel que soit le mal qu'il éprouve, ne fût-ce qu'une migraine, le voilà condamné à se regarder comme pestiféré, et cependant vous n'êtes pas sûrs; vous n'agissez que *par prudence*, selon votre opinion, et vous voulez que, dans cette situation morale où vous jetez le pauvre malheureux, il ne soit pas une victime presque certaine de votre doctrine? Comment voulez-vous aérer un malade dans une cellule de quelques pieds carrés, à moins de le tenir entre deux airs, et de l'exposer à une suppression certaine de transpiration? Une parfaite aération d'ailleurs dans une prison entourée de murs prodigieusement élevés, dans un réceptacle habituel de miasmes pestilentiels, dans le foyer où, depuis cinq cents ans, se renouvellent vos germes; y pensez-vous? n'est-ce pas une épouvantable déception?

« Les pestiférés *devront* y recevoir tous les secours et tous les soins « donnés aux maladies ordinaires. »

Cette phrase n'aurait pas dû couronner votre rapport. Vous craignez donc qu'on soupçonne votre humanité? Dans nos maladies ordinaires, les premiers soins, les premiers secours sont ceux de la commisération, des consolations et des visites de l'amitié, et votre isolement nous refuse tout cela. Ne nous parlez donc pas d'une charité paralytique.

III.

CONCLUSION.

Voilà donc cette œuvre qu'on nous a annoncée comme une *excellente dissertation*, et que nous avons le malheur de trouver indigne de l'Académie, comme l'ont dit plusieurs de ses membres. En effet, il suffit de lire une seule page de la *Gazette médicale*, vers le mois de juillet, pour se convaincre de cette vérité. En considérant la manière dont les questions ont été posées, on ne pouvait s'attendre qu'à un vote politique, comme une influence puissante sait l'obtenir. Des suppositions, des hypothèses, des assertions nouvelles et sans preuves, voilà tout ce dont se compose le rapport. On nous a dit, dès le commencement, qu'il ne serait pas logique. Ce n'est pas un moyen de captiver les Chambres. On s'est fait une sorte de gloire de renoncer aux armes si belles et si entraînantes de la raison. Écoutons cependant ce que M. de Rémusat pense de cette grande puissance de notre intelligence : « Descartes nous enseigne que « la foi est dans la raison. Au-dessus de tous les préjugés, « avant comme après toutes les leçons, toutes les traditions,

« l'homme a une règle en lui-même primitive et définitive, une « puissance supérieure au doute, et même à un certain degré « inaccessible à l'erreur : sa propre pensée ; à cette souveraine « il soumet toutes les sciences ; devant elle, il fait taire l'expé- « rience et l'école. Il abolit, il suspend du moins toute l'auto- « rité du passé, pour s'en tenir au présent, qui se révèle dans la « conscience de l'esprit, pour donner à la raison la tâche for- « midable de remplacer tout ce qu'elle aurait supprimé, de « relever tout ce qu'elle aurait détruit, et, en se retrouvant « elle-même, de rétablir la vérité du vrai et la réalité du réel. « Ainsi la lumière semble rendre l'existence à tout ce qu'elle « éclaire... la science des livres n'est pas si rapprochante de la « vérité que le plus simple raisonnement. »

Les conclusions n'ont offert rien de médical, et le rapport n'est absolument qu'un écho des ouvrages qui ont paru depuis douze ans, une compilation de ce qu'on a recueilli près des lazarets, un travail enfin qu'on pouvait confier à un garde de santé ou à un commis des bureaux sanitaires. Nous parle-t-on des cordons sanitaires et des pestes de l'Amérique et de l'Asie? Non. On nous laisse sous la terreur de la fièvre jaune, du choléra, des fièvres typhoïdes et des autres maladies qu'on a signalées comme contagieuses et susceptibles de décimer les populations. On ne s'est occupé que de consacrer le principe de la contagion, et de déterminer la durée de l'incubation et des quarantaines, quant à la peste d'Orient. On n'a donc fait qu'une œuvre mutilée. Était-il bien loyal d'admettre *à priori* la peste contagieuse, sans avoir combattu victorieusement ses adversaires ; sans avoir songé même à dire ce qu'on entend par ce mot ; s'il signifie une maladie spéciale avec des caractères incontestables et qui lui soient propres, ou s'il ne désigne que les diverses maladies communes à tous qu'amène le changement des saisons, comme l'indique Hippocrate, *De flatibus*, p. 297, édition de Francfort, année 1624.

On a donc méprisé les leçons du divin vieillard, en introduisant faussement dans la pathologie la terreur des pestes d'Afrique, d'Asie et d'Amérique, et surtout en leur prêtant un caractère de transmissibilité inconnu à nos grands maîtres, et répugnant à la raison.

Le génie du mal semble forcer les consciences à consacrer une malheureuse erreur. Est-il possible de concevoir qu'une assemblée qui dans tous ses travaux sur la peste a donné le spectacle de la confusion la plus déplorable, ait fini par s'entendre à l'unanimité, sans que les débats aient laissé en saillie les puissantes raisons de ce miracle! Heureusement nous avons recueilli ces mots consolateurs échappés de son sein : « La « science n'a pas encore dit son dernier mot ! » Non, la grande affaire , l'affaire sainte de la santé publique, ne sera pas jugée définitivement.

IV.

Non! que les Chambres ne se laissent pas séduire par les apparentes concessions que le rapport de l'Académie de Médecine promet à l'opinion publique. Modifier le système de nos Lazarets, réduire la durée des quarantaines, réduire même (vanité et folie de ces décevants termes moyens !) la durée probable du danger que le fléau renferme dans les planches du navire et les vêtements des passagers,... l'Académie n'y regarde pas de si près! elle réduira à une heure la durée d'incubation, à quelques secondes la quarantaine, pourvu qu'on ne touche pas à son bien, à sa chose, à sa vie : le contagionisme!

C'est contre cette doctrine fausse, funeste, que nous nous élevons, c'est ce principe homicide que nous voulons rayer des codes qu'écrit la loi, des instructions qu'écrivent l'usage et les préjugés. Nous venons déclarer solennellement avec la voix de l'âme et du cœur, avec la conviction de l'expérience et de la raison, que la contagion est un mensonge, que les dangers dont on menace l'humanité, au nom redoutable des fléaux pestilentiels, n'existent pas, et que ceux-là seuls qui se font les tristes prophètes, les dévoués hérauts du mal, sont les auteurs du mal...

Nous demandons de nouveau et avec la ferme confiance cette fois que nos efforts seront secondés par une illustre sympathie, la suppression complète et radicale de toutes mesures sanitaires, quarantaines, lazarets, qui ne servent qu'à effrayer, embarrasser, paralyser les intérêts internationaux, et sont la honte de notre époque de civilisation !

Nous conjurons MM. les membres des deux Chambres de ne pas donner leur assentiment aux propositions qui leur seront soumises. Si notre ouvrage de l'*Anticontagionisme* et ce dernier écrit n'ont pas porté la conviction dans leurs esprits, s'ils ont encore quelques doutes, nous les supplions de provoquer un concours où la matière soit traitée à fond, en pleine liberté ! Après comme avant le rapport de l'Académie de Médecine, la question reste entière !... Un concours loyal, sincère, *sub Jove*, peut seul faire jaillir la vérité et procurer une solution !

Si notre prière est rejetée et qu'enfin le rapport de l'Académie se trouve accueilli dans ses conclusions, nous subirons, le cœur serré, notre condamnation, et tout en murmurant *in petto* qu'on se trompe, nous dirons, puisqu'on le veut : Vive la contagion ! Vivent les pestes !

Imprimerie Dondey-Dupré, rue Saint-Louis, 46, au Marais.

www.ingramcontent.com/pod-product-compliance
Ingram Content Group UK Ltd.
Pitfield, Milton Keynes, MK11 3LW, UK
UKHW020353250726
13967UKWH00005B/2251

9 782013 043557